# Dieta Cetogênica

Uma introdução abrangente à dieta pobre em carboidratos e rica em gorduras para perda de peso e melhoria da saúde

*(Guia completo para perda de peso sustentável)*

**Sérgio-Idalina Vasconcelos**

I0136090

# ÍNDICE

# Capítulo 1: Benefícios da Dieta Cetogênica

Embora a dieta cetogênica seja bem conhecida como uma dieta de queima rápida de gordura, ela oferece muito mais do que aparenta. Na realidadc, a perda de peso e o aumento dos níveis de energia são apenas efeitos colaterais da dieta cetogênica.

A dieta cetogênica demonstrou ter inúmeros benefícios adicionais à saúde.

Vamos começar afirmando que uma dieta rica em carboidratos refinados e açúcar não é nada saudável. Estas são calorias vazias e a maioria dos alimentos processados priva o corpo dos nutrientes de que necessita para se manter saudável.

Aqui está uma lista dos benefícios reais de substituir as gorduras trans por carboidratos como fonte de energia:

## capítulo 2: Controle de açúcar no sangue

Manter os níveis de açúcar no sangue baixos é essencial para prevenir e controlar o diabetes. Foi demonstrado que a dieta cetogênica é altamente eficaz na prevenção do diabetes. Muitos indivíduos com diabetes também são obesos.

Facilita um programa de emagrecimento natural. No entanto, a dieta cetogênica tem benefícios adicionais. Os carboidratos são convertidos em açúcar, o que pode aumentar os níveis de glicose em diabéticos. Uma dieta pobre em carboidratos evita esses picos e permite um melhor controle do açúcar no sangue.

## Foco mental

A dieta cetogênica é baseada em baixa proteína, gordura e carboidratos. Como mencionamos, isso força a gordura a se tornar a principal fonte de energia. Esta não é uma dieta típica ocidental, que pode ser bastante carente de nutrientes, especialmente ácidos graxos, que são necessários para o funcionamento adequado do cérebro.

Quando as pessoas têm distúrbios cognitivos, como a doença de Alzheimer, o cérebro não utiliza glicose suficiente, resultando em falta de energia e diminuição da função cerebral. A dieta cetogênica fornece ao cérebro uma fonte adicional de energia.

Um estudo da American Diabetes Association descobriu que os diabéticos tipo 2 melhoraram a função cerebral após consumirem óleo de coco. O mesmo estudo indica que pessoas com doença de Alzheimer podem ter melhores habilidades de memória ao seguir a dieta keto.

Pessoas com Alzheimer observaram melhores pontuações de memória que podem ser correlacionadas com a quantidade de cetonas presentes. O que este estudo significa para a pessoa média?

Ao enfatizar ácidos graxos como ômega 6 e ômega 6 encontrados em frutos do mar, a dieta cetogênica pode fornecer ao cérebro nutrientes adicionais para ajudar a alcançar um estado mental mais saudável.

O tecido cerebral é composto em grande parte por ácidos graxos (você já ouviu falar de peixe "comida do cérebro"), e aumentar o consumo desses ácidos graxos logicamente leva a uma boa saúde do cérebro.

Nossos corpos não produzem ácidos graxos por conta própria; Só podemos obtê-lo através da nossa dieta. E a dieta cetogênica é rica em ácidos graxos.

Uma dieta rica em carboidratos pode levar a uma condição cerebral "nebulosa" onde é difícil para você se concentrar. A concentração torna-se mais fácil com o aumento da energia fornecida pela dieta ceto.

De fato, muitas pessoas sem necessidade ou desejo de perder peso usaram a dieta cetogênica para melhorar a função cerebral.

## capítulo 3: Considere o modo de vida eficaz.

Não consigo contar o número de vezes que aconselhei pessoas sobre perda de peso e, depois do que parecem horas balançando minha cabeça, elas me perguntam: "Sinceramente, você acha que isso funcionará para mim?"

Isso ilustra a relação de amor e ódio que muitos indivíduos têm com os programas de perda de peso. Eles acabam acreditando que não funcionará para eles. Não é de surpreender que pessoas com essa mentalidade só consigam perder peso inicialmente, na melhor das hipóteses.

Isso é o melhor que eles podem fazer porque, em última análise, sua falta de confiança e crença no sistema corrói sua determinação. Eventualmente, eles acreditam que o sistema realmente não funciona e estão de volta ao ponto de partida. Triste. Totalmente desnecessário.

Se você pretende adotar a dieta cetônica, precisa acreditar que esse estilo de vida funciona. Período. Você tem que acreditar que isso funciona. Veja os depoimentos. Observe as pessoas que perderam uma quantidade enorme de peso usando esse sistema. Acredite que funciona.

Caso contrário, sua falta de crença e confiança irá corroer seus esforços para implementá-la. Eventualmente, você vai desacelerar e os quilos voltarão correndo. A pior parte? Você fez isso consigo mesmo.

Envolto em Alface com Camarão

# Ingredientes

- 1/2 colher de sopa. manteiga

- 4 dentes de alho, picados

- 1/2 xícara de molho picante

- 2 Colher de Sopa. azeite extra virgem

- 2 aipo de costela, em fatias finas

- 1 xícara de queijo azul, desintegrado

- 2 libra de camarão, descascado e limpo, caudas removidas

- sal Kosher

- Pimenta preta moída na hora

- 2 cabeça de alface romana, folhas separadas, para servir

- 1/2 cebola roxa, finamente picada

instruções

1. Comece fazendo o molho Buffalo. Derreta a manteiga em uma panela em fogo médio.

2. Adicione o alho à manteiga derretida quando estiver completamente derretida.

3. Cozinhe até perfumado, o que normalmente leva cerca de um minuto.

4. Adicione o molho picante à manteiga de alho e mexa para combinar.

5. Abaixe o fogo.

6. À medida que o molho de búfalo endurece em fogo baixo, pegue uma frigideira grande diferente e aqueça o óleo em fogo médio.

7. Adicione os camarões à frigideira e tempere com sal e pimenta.

8. Cozinhe por cerca de 1 a 5 minutos de cada lado, ou até ficar rosado e opaco.

9. Desligue o fogo e adicione o molho Buffalo à frigideira de camarão.

10.  Atire para cobrir o camarão.

11.  Lave e prepare as folhas de alface romana.

12.  Adicione uma colher de camarão a cada folha de alface.

13.  Cubra com cebola roxa, aipo e queijo azul.

14.  Sirva e coma.

**Purê de couve-flor cremoso de alho**

Ingredientes:

4 colheres de sopa de queijo parmesão ralado

6 dentes de alho

4 colheres de queijo de cabra

2 cabeça grande de couve-flor cortada em buquês

Pimenta

Sal

Instruções:

1. Adicione a couve-flor, o alho e o sal em uma panela e despeje água suficiente
2. panela para cobrir a couve-flor.

3. Cozinhe a couve-flor em fogo baixo por 40 minutos ou até ficar macia.
4. Retire a couve-flor do fogo e escorra.
5. Adicione a couve-flor escorrida no processador de alimentos e processe até virar um purê.
6. Adicione o purê de couve-flor em uma panela e cozinhe em fogo baixo.
7. Adicione o queijo de cabra, o queijo parmesão, a pimenta e o sal. Mexa bem.

## capítulo 4: Como funciona?

Se você está considerando uma dieta restritiva como a AIP, geralmente é útil entender como desistir de muitos de seus alimentos favoritos pode beneficiá-lo, então aqui está uma breve explicação. O sistema imunológico é projetado para manter o corpo saudável, detectando e combatendo invasores estranhos (como bactérias e outros patógenos), e a principal maneira de fazer isso é produzindo anticorpos para atacar invasores estranhos que representam uma ameaça. Isso é eficaz, a menos que o sistema imunológico fique confuso e comece a produzir anticorpos que visam células saudáveis.

Inicialmente, isso indica um baixo nível de autoimunidade, mas pode aumentar gradualmente como resultado de respostas imunes inflamatórias que levam ao desenvolvimento de uma doença autoimune. A disfunção do sistema imunológico (conforme evidenciado pela autoimunidade e inflamação) e a superestimulação do sistema imunológico tornaram o sistema imunológico hipersensível, e esse talvez seja o fato mais importante a ser compreendido. Consequentemente, irritantes menores (como alimentos e aditivos) e estressores frequentemente desencadeiam uma resposta do sistema imunológico, causando inflamação adicional que piora ou intensifica os sintomas autoimunes.

Instruções para seguir a dieta do protocolo autoimuneA introdução varia de acordo com a dieta atual de um indivíduo, mas muitos guias aconselham primeiro aprender sobre a dieta paleo e colocar esses princípios alimentares em prática antes de pular de cabeça no AIP.

**Hambúrguer recheado com abacate.**

Ingredientes:

4 colheres de sopa. sal marinho , separado

Raspas de 2 limão

4 abacates

2 xícara de tomates secos picados (sem óleo)

suco de 1 limão

gordura de bacon (opcional)

4 libras. carne moída alimentada com capim

4 colheres de sopa. Pimenta preta

Processo:

1. Pré-aqueça a grelha em fogo médio/médio-alto.
2. Misture a carne moída com pimenta-do-reino, 2 colher de sopa de sal marinho e raspas de limão em

3. tigela de mistura .
4. Usando as mãos, forme rissóis finos, todos do mesmo tamanho. Você precisa deles finos porque
5. você usará dois deles para fazer um hambúrguer.
6. Em outra tigela, misture e amasse os abacates, os tomates secos, o limão
7. suco e o sal marinho restante até ficar homogêneo.

8. Coloque a mistura de abacate na metade dos hambúrgueres, deixando espaço nas bordas para selar

9. os hambúrgueres sem vazar.

10. Coloque outro hambúrguer por cima da mistura de abacate e aperte as bordas

11. os hambúrgueres juntos para selar toda a volta.

12. Grelhe uniformemente dos dois lados.

13. Para evitar um hambúrguer mal cozido de um lado

14. e cozido demais do outro, grelhe cerca de 6-8 minutos de cada lado

15. .

16. Enquanto grelha, regue com gordura de bacon para dar um sabor incrível.

17. Deixe os hambúrgueres descansarem por 20 minutos após grelhar. Cubra os hambúrgueres com qualquer
18. restos de mistura de abacate e vá para a cidade.

## Carne assada em fogo baixo

Ingredientes:

2  cebola picada

5 xícara de caldo de carne

1 xícara seca de vinho tinto

4 lb chuck assado Sal e pimenta a gosto

2 colher de sopa. azeite de oliva

4 dentes de alho picados

1 1

Instruções:

1. tempere o assado com sal e pimenta. Sal e pimenta o assado.
2. Aqueça o azeite em uma frigideira e marrom o assado por todos os lados.

3. Coloque os ingredientes assados e restantes no fogão lento.
4. Mexa os ingredientes para combinar.

# Caçarola de Cogumelos com Espinafre

Ingredientes:

4 dentes de alho, picados

2  cebola, picada

6  cebolas verdes , fatiadas

1 libra de cogumelos, fatiados

24  onças de espinafre baby fresco

1 colher de chá de pimenta preta

2  colher de chá de sal kosher

12 ovos, batidos

20 onças de queijo cheddar, ralado

30 onças de queijo cottage

8  colheres de sopa de manteiga

Instruções:

1. Pré-aqueça o forno a 350 F.
2. Pulverize a assadeira com spray de cozinha e reserve.
3. Derreta a manteiga em uma panela em fogo médio.
4. Adicione a cebola, o alho e os cogumelos e refogue por 5-10 minutos ou até a cebola

5. suavizado.
6. Adicione o espinafre e cozinhe até murchar, cerca de 10 minutos.
7. Em uma tigela separada, bata os ovos, queijo cheddar, queijo cottage, pimenta e sal.
8. Adicione o cogumelo cozido e o espinafre e mexa bem para combinar.
9. Despeje a mistura de ovos na assadeira preparada.

10. Asse em forno pré-aquecido por 8 10 minutos.
11. Sirva e aproveite.

## Salada de Pepino Abacate

Ingredientes

2 pepino pequeno, cortado em fatias finas

4 tomates pequenos, picados

4 abacates, fatiados

2 colher de sopa de salsa fresca, picada

2 colher de azeite

1 colher de chá de sal marinho

Vinagre balsâmico

## Preparação

1. Coloque o pepino e os tomates na tigela da batedeira. Misture-os
2. com azeite, salsa e sal marinho. Coloque os abacates no prato
3. e cubra com a mistura de tomate e pepino. Regue com
4. vinagre balsâmico.

### curry de grão de bico

- 2 xícara de coentro picado

- Pasta de Curry

- 8 xícaras de grão-de-bico cozido

Instruções

1. Coloque todos os ingredientes no fogão lento e cozinhe em fogo baixo por 5 horas.

# Ratatouille

Ingredientes

- 4 dentes de alho amassados
- 8  colheres de sopa. óleo de coco •
2  colher de
- 4 berinjelas grandes, fatiadas
- 4 cebolas médias, fatiadas
- 4 pimentões vermelhos ou verdes, fatiados
- 8  tomates grandes, fatiados

sopa. manjericão fresco

• Sal e pimenta preta moída na hora

Instruções

1. Coloque todos os ingredientes no fogão lento e cozinhe em fogo baixo por 5 horas.

## Salada de atum com citrinos e tomate

Ingredientes:

· 4 2 xícaras de atum em água, escorrido e em lascas

· 2 limão espremido

· 8 onças de queijo de cabra macio

· Sal e pimenta do reino a gosto

· 2 cebola pequena picada

· 4 tomates vermelhos médios maduros, picados

· 1 1 xícara de coentro fresco, picado

Instruções:

1. Misture os tomates, as cebolas e o coentro em uma tigela e misture o suco de limão.
2. Corte ou lasque o atum em pedaços pequenos, tempere com sal e pimenta e adicione-o ao
3. vegetais misturados.

4. Misture delicadamente para distribuir os ingredientes uniformemente e transfira para as tigelas de servir.
5. Sirva com queijo de cabra esfarelado por cima.

## sopa de linguiça

1 Ingredientes

2 Colher de Sopa. mistura de temperos com baixo teor de sódio

4 dentes de alho inteiros

6 xícaras de caldo de galinha, baixo teor de sódio

2 1 xícaras de água

8 colheres de sopa. salsinha

8 ovos

4 colheres de sopa. queijo parmesão, ralado

1 libra de carne moída

1 colher de chá de pimenta preta

1 colher de chá de sálvia moída

1 colher de chá de manjericão seco

1 colher de chá de alho em pó

8 fatias de pão – do dia anterior, não fresco

4 colheres de sopa. azeite extra virgem

Preparação

1. Pré-aqueça o forno a 350 ° F
2. Misture a carne, o alho em pó, a pimenta, o manjericão e a sálvia em uma
3. tigela e coloque de lado
4. Corte o pão em cubos de 2 " e passe-os no azeite e
5. mistura de temperos.
6. Asse até dourar, cerca de 8 minutos
7. Esfarele a linguiça em uma frigideira e frite até dourar. Escorra
8. toalhas de papel
9. Reserve 4 colheres de sopa.

10. do gotejamento da panela pique o alho e
11. refogue por cerca de 2 ou 3 minutos
12. Adicione a salsinha picada, o caldo e a água, tampe a panela e leve
13. à fervura.
14. Reduza o fogo e cozinhe por cerca de 20 minutos e depois desligue o
15. aqueça para que o caldo esteja apenas fervendo
16. Quebre os ovos, um de cada vez, em uma tigela e deslize-os para o

17. caldo
18. Escalfe por cerca de 6 minutos ou até que os ovos estejam firmes

19. Divida a linguiça entre 8 tigelas, use uma fenda
20. colher para transferir os ovos para as tigelas e, em seguida, despeje uma xícara de
21. caldo em
22. Finalize com os croutons e o queijo parmesão

www.ingramcontent.com/pod-product-compliance
Lightning Source LLC
Chambersburg PA
CBHW060633030426
42337CB00018B/3335